NOTE MINISTÉRIELLE DU 22 OCTOBRE 1897

RELATIVE

AUX CESSIONS A CHARGE DE REMBOURSEMENT A FAIRE PAR LES

ÉTABLISSEMENTS DU SERVICE DE SANTÉ

AUX CORPS DE TROUPE

POUR LES

INFIRMERIES VÉTÉRINAIRES

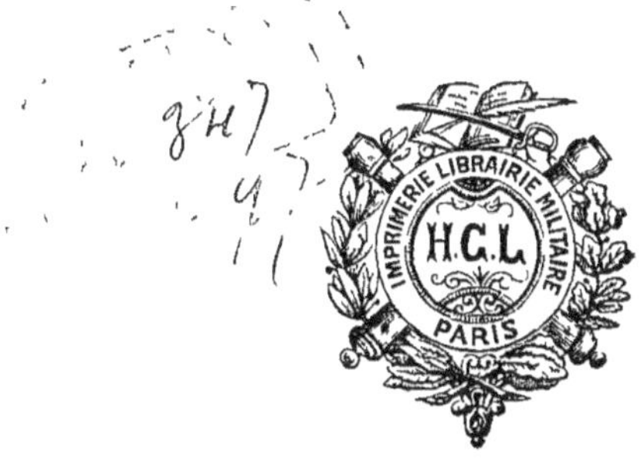

PARIS

Henri CHARLES-LAVAUZELLE

Editeur militaire

11, Place Saint-André-des-Arts, 11

(Même maison à Limoges.)

1898

NOTE MINISTÉRIELLE DU 22 OCTOBRE 1897

AUX CESSIONS A CHARGE DE REMBOURSEMENT A FAIRE PAR LES

ÉTABLISSEMENTS DU SERVICE DE SANTÉ

AUX CORPS DE TROUPE

POUR LES

INFIRMERIES VÉTÉRINAIRES

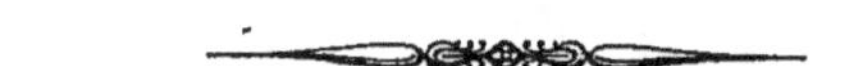

Le Ministre a décidé que les cessions de médicaments et de matériel du service de santé, qui peuvent être faites, à charge de remboursement, aux corps de troupe pour les infirmeries vétérinaires, conformément à l'article 431 du décret du 25 novembre 1889 portant règlement sur le service de santé de l'armée, seront désormais effectuées dans les conditions suivantes :

I. Les demandes de cessions (du modèle ci-joint) ne comprendront que les médicaments et objets indiqués par l'extrait ciannexé de la nomenclature générale du matériel du service de santé et qui ne seraient pas achetés dans le commerce ; elles seront établies en double expédition tous les trois mois et adressées du 15 au 20 du deuxième mois de chaque trimestre, séparément pour les médicaments et pour le matériel.

Ces demandes, approuvées par le vétérinaire principal directeur du ressort, et visées par le sous-intendant militaire, seront transmises par le directeur du service de l'intendance, au directeur du service de santé du corps d'armée où se trouve stationné l'établissement du service de santé chargé d'y donner suite.

Les conseils d'administration des corps seront avisés des cessions par le renvoi de l'une des expéditions de la demande, revêtue de l'approbation du directeur du service de santé dudit corps d'armée.

Les infirmeries vétérinaires continueront à être desservies, pour lesdites cessions, par les mêmes hôpitaux que les infirmeries régimentaires. Afin de réduire les frais de transport, les gestionnaires des hôpitaux militaires adresseront, autant que possible, simultanément aux corps de troupe les expéditions destinées aux infirmeries régimentaires et vétérinaires.

Le paiement des cessions faites à titre onéreux aux infirmeries vétérinaires aura lieu entre les mains des officiers d'administration gestionnaires des établissements livranciers dans les conditions déterminées par la note ministérielle du 20 février 1893, sauf pour le matériel appartenant au service de la remonte, dont la cession fera l'objet de récépissés de versements distincts adressés à le 2e Direction (Bureau des Remontes). Le montant des frais de transport est mis à la charge du service de santé (note ministérielle du 23 mai 1891).

Les demandes d'achat dans le commerce, approuvées par le vétérinaire principal directeur du ressort, seront autorisées par le sous-intendant militaire chargé de la surveillance administrative du corps. ·

II. L'ordre des matières, effets et objets compris dans la présente nomenclature, les dénominations et les prix ministériels doivent être rigoureusement suivis et appliqués dans toutes les écritures.

III. Les quantités inscrites dans la nomenclature en regard de chaque médicament ne sont qu'approximatives. Elles peuvent ne pas être atteintes, de même qu'elles peuvent être dépassées ; mais dans ce dernier cas, le vétérinaire chef de service devra toujours indiquer les motifs qui rendent cette augmentation nécessaire.

Lorsque la quantité maxima inscrite dans la nomenclature sera insuffisante, elle devra être augmentée de l'une des quantités fixes inscrites à la suite de la première.

Les vétérinaires chefs de service doivent toujours se rendre un compte exact des restants avant de procéder à l'établissement de leurs demandes de médicaments, de manière à éviter toute majoration d'approvisionnements.

Les demandes de cessions et les demandes d'achat dans le commerce, établies par les vétérinaires chefs de service et vérifiées par le major, seront ensuite adressées au vétérinaire principal directeur du ressort qui les fera parvenir, revêtues de son approbation, au sous-intendant chargé de la surveillance administrative du corps.

IV. Les récipients vides et les matériaux d'emballage seront restitués aux établissements livranciers, toutes les fois que les frais d'expédition seront inférieurs à la valeur de ces objets.

Les récipients devront toujours être propres, en parfait état et prêts à être utilisés. Les frais de transport des objets reconnus inutilisables seront mis à la charge des expéditeurs.

Pour éviter les envois trop fréquents, les réexpéditions ne

devront avoir lieu que lorsque le poids ou le volume du matériel à expédier atteindra un chiffre convenable, mais on n'attendra jamais qu'il y ait accumulation excessive du matériel.

V. Les substances toxiques énumérées dans le tableau ci-après sont toujours placées dans le compartiment fermant à clef dont sont pourvues les armoires à médicaments ; les prescriptions des articles 1, 3 et 4, rappelés plus loin, de la note sur la tenue de l'armoire aux poisons (insérée dans le formulaire pharmaceutique, page 265), leur sont applicables.

VI. Pour diminuer autant que possible les frais de transport, les corps de troupe stationnés dans des garnisons dépourvues d'hôpital militaire, sont autorisés à se procurer directement, par voie d'achat dans le commerce, les matières et objets suivis de la lettre A, lorsque ce prix d'achat ne dépassera pas le prix ministériel inscrit dans la nomenclature.

VII. Pour tous les médicaments et objets susceptibles d'être achetés dans le commerce, les demandes doivent toujours indiquer le prix d'achat ou de marché.

Lorsqu'un objet composé de plusieurs parties est incomplet, et qu'il peut être remis en usage après avoir été complété, la partie manquante sera demandée sous le même numéro détaillé que l'objet lui-même et avec une lettre de détail. Exemple : un mortier sans son pilon, ou un pilon sans son mortier.

Le chiffre des existants à porter sur les demandes de matériel doit toujours comprendre, non seulement les quantités d'objets réglementaires, mais encore celles des objets similaires qui diffèrent des types réglementaires.

Il est formellement interdit de porter un objet non réglementaire sur les demandes trimestrielles ou supplémentaires de matériel et de médicaments. Lorsqu'un objet non réglementaire sera reconnu nécessaire, il devra être porté sur un état spécial de demande qui sera transmis au Ministre (Direction de la cavalerie, Bureau de , remontes), appuyé d'un rapport motivé.

VIII. Le matériel de réserve ou de mobilisation (cantines vétérinaires, voitures de pharmacie) dont les corps sont détenteurs, doit toujours être tenu au complet et en bon état d'entretien. Les vétérinaires chefs de service devront donc procéder aux échanges nécessaires entre le matériel de réserve et celui du service courant.

IX. Les objets du matériel de la voiture de pharmacie vétérinaire, des cantines vétérinaires et les instruments de chirurgie, appartenant au service de la remonte générale (nomenclature L), doivent toujours être portés sur une demande spéciale adressée au Ministre (2e Direction, Bureau des Remontes), conformément aux prescriptions de la note du 19 avril 1857.

X. Lors des changements de garnison, les corps de troupe se conforment aux prescriptions de la note ministérielle du 19 janvier 1889.

XI. Les médicaments et objets qui existent dans les infirmeries vétérinaires et qui ne sont pas compris dans la nouvelle nomenclature, seront inscrits sur le registre de pharmacie avec des lettres A, B, C, etc., à la suite des numéros détaillés dont ils peuvent être rapprochés; ils seront utilisés jusqu'à épuisement ou jusqu'à ce que leur mise hors de service ait été prononcée.

XII. Les vétérinaires chefs de service sont autorisés à s'approvisionner de quelques flacons du modèle de ceux des cantines d'ambulance vétérinaire et de la voiture de pharmacie, afin de pouvoir procéder au remplacement immédiat de ces derniers, s'il venait à s'en briser.

XIII. Les récipients doivent toujours être revêtus d'une étiquette indiquant la tare du contenant, et, en grosses lettres, le nom de la substance.

Les hôpitaux militaires sont, de leur côté, tenus d'inscrire la tare sur tous les récipients d'expédition.

XIV. La note ministérielle du 19 octobre 1890 est abrogée.

TABLEAU

indiquant les substances toxiques qui doivent être renfermées dans les compartiments fermant à clef de l'armoire aux poisons :

Acétanilide.
Acides concentrés; acide phénique.
Alcalis caustiques.
Alcaloïdes et leurs sels.
Alcoolature d'aconit.
Antimoine : toutes les préparations antimoniales.
Arsenic : toutes les préparations arsenicales.
Belladone : feuilles et préparations.
Cantharides : alcoolé; poudre.
Chloral hydraté.
Chloroforme.
Digitale : feuilles et préparations.
Euphorbe.
Huile de croton tiglium.
Mercure : sels de mercure et solutions mercurielles.
Opium et toutes ses préparations.
Plomb : acétates.
Réactifs et accessoires de laboratoire au poids.
Tabac : feuilles.
Zinc : chlorure et sulfate.

Il est expressément recommandé de ne jamais se servir de bouteilles à vin ordinaires ou ayant contenu des eaux minérales pour renfermer des composés toxiques.

Extrait de la note sur la tenue de l'armoire aux poisons. (Formulaire pharmaceutique, page 265.)

Art. 1ᵉʳ. L'armoire aux poisons doit fermer à clef; dès que le service est terminé, la clef en est mise en lieu sûr, sous la responsabilité du chef de service.

. . . .

Art. 3. La dénomination inscrite sur les étiquettes doit porter en gros caractères le mot qui rappelle la propriété toxique. Ainsi on écrira : alcoolé d'**opium**, **arséniate** de soude.

Art. 4. Les récipients contenant les poisons doivent être entourés d'une bande de papier rouge-orangé de 10 à 13 millimètres environ de largeur. Cette bande doit faire le *tour complet* du flacon et les deux bouts doivent se recouvrir. Pour les substances les plus dangereuses, il convient, en outre, d'ajouter une étiquette portant en gros caractères le mot : **poison**.

ᵉ CORPS D'ARMÉE.

—

ᵉ TRIMESTRE.

—

Effectif : animaux.

MODÈLE N° 9.

A établir sur papier
de 36 centimètres sur 23.

ᵉ RÉGIMENT D

ÉTAT de demande des quantités de *médicaments* ou de *matériel nécessaires* pour le service vétérinaire.

NUMÉROS de la CLASSIFICATION		DÉNOMINATION. — (Suivre exactement l'ordre de la nomenclature.)	UNITÉ réglementaire.	QUANTITÉS			PRIX d'achat dans le commerce.	QUANTITÉS		OBSERVATIONS.
sommaires.	détaillés.			nécessaires.	existantes.	demandées.		expédiées.	a acheter dans le commerce.	

Vu :
Le Major,
(ou chef de détachement)

A , le 189 .
Le Vétérinaire, chef de service,

Vu et vérifié :
Le Sous-Intendant militaire chargé de la surveillance administrative du corps,

Vu et approuvé :
Le Vétérinaire principal de 1ʳᵉ *cl.,* *Directeur du* ᵉ *ressort,*

Vu et transmis :
Le Directeur du service de l'intendance du ᵉ *corps d'armée,*

Vu : Bon à délivrer,
A , le 189 .
Le Directeur du service de santé du ᵉ *corps d'armée,*

Nota. — Les demandes de médicaments et les demandes de matériel seront portées sur des états distincts établis d'après le modèle ci-dessus.

TABLEAU

indiquant les médicaments, objets de pansement, ustensiles de pharmacie et matériel d'exploitation, que les conseils d'administration des corps de troupe peuvent demander, à charge de remboursement, aux établissements du service de santé, pour les besoins des infirmeries vétérinaires.

Par unité sommaire		Par unité détaillée		Unité réglementaire.	Prix ministériel.	Quantités fixes pouvant être demandées pour 3 mois.				Observations.
Numéro	Dénomination.	Numéro	Dénomination.		fr. c.					
			CHAPITRE II.							
			MÉDICAMENTS RÉACTIFS ET ACCESSOIRES.							
		3	Acide acétique ordinaire.......... A.	Kilog.	3 00	0 010	»	»	»	NOTA. — La lettre A indique les objets et médicaments pouvant être achetés dans le commerce.
		7	— borique cristallisé.......... A.	Id.	1 50	1 000	0 500	0 200	»	
		13	— phénique cristallisé......... A.	Id.	3 50	0 500	0 200	»	»	
		18	— sulfurique du commerce.... A.	Id.	0 30	1 000	0 500	0 200	0 100	
		20	— tartrique purifié........... A.	Id.	5 00	0 200	0 100	»	»	
		23	Alcool à 95°................... A.	Id.	4 50	10 000	5 000	2 000	1 000	
		28	— dénaturé................. A.	Id.	2 00	10 000	5 000	2 000	1 000	
		31	Alcoolature d'aconit............. A.	Id.	4 50	1 000	0 500	0 200	»	
		41	Alcoolé de cantharide.............	Id.	6 20	2 000	1 000	0 500	»	
		44	— d'extrait d'opium.......... A.	Id.	12 00	0 200	0 100	0 050	»	
		45	— de gentiane.............. A.	Id.	3 50	2 000	1 000	0 500	0 200	
		46	— d'iode .... A.	Id.	7 70	2 000	1 000	0 500	0 200	
		52	— de quinquina gris............	Id.	4 30	5 000	2 000	1 000	0 500	
		58	Aloès......................... A.	Id.	1 00	2 000	1 000	0 500	»	
		59	Alumine. Alun................. A.	Id.	0 30	1 000	0 500	0 200	»	
		60	— Alun desséché (calciné). A.	Id.	1 00	1 000	0 500	0 200	0 100	
		65	Amidon de blé................. A.	Id.	0 70	1 000	0 500	0 200	0 100	
		66	Ammoniaque. Ammoniaque liquide A.	Id.	0 50	0 500	0 200	0 100	»	
		67	— Acétate d'ammoniaque liquide............. A.	Id.	1 30	2 000	1 000	0 500	»	
		71	— Chlorhydrate d'ammoniaque pulvérisé.. A.	Id.	1 40	0 500	0 200	»	»	
		78	Antimoine. Emétique pulvérisé... A.	Id.	4 30	0 500	0 200	0 100	»	
		80	— Kermès par voie sèche....	Id.	4 00	2 000	1 000	0 500	»	

Par unité sommaire		Par unité détaillée		Unité réglementaire.	Prix ministériel.	Quantités fixes				Observations.
Numéro	Dénomination.	Numéro	Dénomination.							
1	Médicaments (au poids).	84	Arsenic. Acide arsénieux.......... A.	Id.	0 50	0 500	0 200	0 100	0 050	
		85	— Arséniate de soude....... A.	Id.	1 50	0 200	0 100	0 050	0 020	
		86	Assa fœtida..................... A.	Id.	1 60	0 500	0 200	0 100	0 050	
		87	Atropine. Sulfate...................	Id.	700 00	0 002	0 001	0 0005	»	
		88	Axonge........................ A.	Id.	2 00	10 000	5 000	2 000	1 000	
		97²	Bismuth. Salicylate................	Id.	32 00	0 200	0 100	»	»	
		105	Café torréfié.................... A.	Id.	5 00	2 000	1 000	0 500	»	
		106	Caféïne	Id.	50 00	0 200	0 100	0 050	»	
		107	Camomille romaine. Fleur........ A.	Id.	2 00	5 000	2 000	1 000	0 500	
		108	Camphre .... A.	Id.	5 00	2 000	1 000	0 500	0 200	
		112	Caustique à l'azotate d'argent fondu (pierre infernale)........	Id.	140 00	0 050	0 020	0 010	»	
		117	— au sulfate de cuivre en cylindres..................	Id.	1 00	0 050	0 020	»	»	
		121	Chaux. Carbonate de chaux (craie). A.	Id.	0 20	2 000	1 000	»	»	
		128	Chloral hydraté.................. A.	Id.	10 50	0 500	0 200	0 100	»	
		129	Chloroforme anesthésique........ A.	Id.	6 00	1 000	0 500	0 200	»	
		131	Cire jaune..................... A.	Id.	4 00	5 000	2 000	1 000	»	
		132	Cocaïne. Chlorhydrate.............	Id.	800 00	0 005	0 002	0 001	»	
		135	Collodion .... A.	Id.	5 00	0 200	0 100	0 050	»	
		144	Crésyl (créoline ou produits similaires)......................	Id.	1 50	20 000	10 000	5 000	2 000	
		145	Cuivre. Sous-acétate de cuivre .... A.	Id.	3 00	0 200	0 100	0 050	»	
		146	— Sulfate de cuivre.......... A.	Id.	0 90	5 000	2 000	1 000	0 500	
		154	Eau distillée.................... A.	Id.	0 10	5 000	2 000	1 000	»	
		171	Esérine. Salicylate................	Id.	5.000 00	0 002	0 001	0 0005	»	
		177	Ether sulfurique rectifié.......... A.	Id.	3 00	2 000	1 000	0 500	»	
		180	Extrait de belladone..............	Id.	20 00	0 500	0 200	0 100	»	
		198	Fer. Perchlorure de fer liquide.... A.	Id.	0 70	0 500	0 200	0 100	»	
		200	— Sulfate de fer du commerce.. A.	Id.	0 20	5 000	2 000	1 000	»	
		202	— Tartrate de fer et de potasse. A.	Id.	6 00	0 200	0 100	0 050	»	
		215	Glycérine officinale.............. A.	Id.	2 00	1 000	0 500	0 200	»	
		222	Goudron de bois................ A.	Id.	0 40	20 000	10 000	5 000	2 000	
		227	Gutta percha en feuilles.......... A.	Id.	11 00	1 000	0 500	0 200	»	
		231	Huile d'arachide................ A.	Id.	1 50	10 000	5 000	2 000	»	
		232	— de cade vraie.............. A.	Id.	1 20	2 000	1 000	0 500	»	
		234	— de croton tiglium............	Id.	15 00	0 100	0 050	0 020	»	

Par unité sommaire		Par unité détaillée		Unité réglementaire	Prix ministériel (fr. c.)	Quantités fixes pouvant être demandées pour 3 mois				Observations
Numéro	Dénomination	Numéro	Dénomination							
		237	Huile de laurier.................. A.	Kilog.	2 50	0 500	0 200	0 100	»	
		239	— de ricin.................... A.	Id.	1 60	10 000	5 000	2 000	1 000	
		240	— empyreumatique............ A.	Id.	0 60	0 500	0 200	0 100	»	
		245	— volatile de térébenthine..... A.	Id.	1 00	10 000	5 000	2 000	»	
		249	Iodoforme pulvérisé.............. A.	Id.	55 00	0 200	0 100	0 050	»	
		262	Lin. Semence.................... A.	Id.	0 60	20 000	10 000	5 000	2 000	
		276	Mercure. Biiodure de mercure.... A.	Id.	34 00	0 100	0 050	0 020	»	
		277	— Calomel à la vapeur .... A.	Id.	9 00	0 100	0 050	0 020	»	
		280	— Oxyde rouge de mercure. A.	Id.	9 00	0 050	0 020	»	»	
		282	— Sublimé corrosif........ A	Id.	8 00	0 500	0 200	0 100	0 050	
		285	Miel blanc...................... A.	Id.	1 50	20 000	10 000	5 000	2 000	
		287	Morphine. Chlorhydrate.............	Id.	300 00	0 010	0 005	0 002	»	
		289	Moutarde noire. Semence......... A.	Id.	0 80	10 000	5 000	2 000	1 000	
		293¹	Naphtol B.......................	Id.	15 00	0 500	0 200	0 100	»	
		297	Onguent basilicum................ A.	Id.	2 00	5 000	2 000	1 000	»	
		312	Pilocarpine. Azotate...............	Id.	6.500 00	0 005	0 002	0 001	»	
		314	Pilules de quinine à 1 décigramme...	Id.	110 00	0 500	0 200	0 100	»	
		316	Plomb. Acétate neutre de plomb cristallisé..................... A.	Id.	1 00	0 500	0 200	»	»	
		320	Plomb. Sous-acétate de plomb liquide........................ A.	Id.	0 40	10 000	5 000	2 000	1 000	
		325	Poix noire .... A.	Id.	0 40	1 000	0 500	»	»	
		329	Pommade mercurielle..............	Id.	5 00	2 000	1 000	0 500	»	
		330	— populéum .... A.	Id.	4 00	5 000	2 000	1 000	»	
		331	Potassium. Azotate de potasse.... A.	Id.	0 70	5 000	2 000	1 000	»	
		333	— Bromure de potassium...	Id.	6 00	1 000	0 500	0 200	»	
		334	— Carbonate de potasse purifié............... A.	Id.	0 60	2 000	1 000	»	»	
		338	— Crême de tartre soluble A.	Id.	6 00	1 000	0 500	0 200	»	
1	Médicaments (au poids) (suite).	339	— Iodure de potassium .. A.	Id.	32 00	0 500	0 200	0 100	»	
		340	— Permanganate de potasse................... A.	Id.	3 50	1 000	0 500	0 200	»	
		341	— Polysulfure de potassium.............. A.	Id.	0 60	2 000	1 000	0 500	»	
		343	— Savon vert............ A.	Id.	0 50	10 000	5 000	2 000	1 000	
		344	— Silicate de potasse..... A.	Id.	0 50	2 000	1 000	0 500	»	
		350	Poudre de cantharide..................	Id.	20 00	1 000	0 500	0 200	0 100	
		351	— de charbon végétal........ A.	Id.	0 60	1 000	0 500	0 200	»	
		354	— d'euphorbe.................	Id.	2 20	0 500	0 200	0 100	0 050	
		355	— de gentiane............. A.	Id.	0 60	5 000	2 000	1 000	»	
		364	— de moutarde dite « Rigollot ». A.	Id.	2 50	20 000	10 000	5 000	2 000	
		368	— de quinquina gris n° 2.........	Id.	2 30	1 000	0 500	0 200	»	
		372	— de réglisse n° 2............ A.	Id.	1 00	10 000	5 000	2 000	1 000	
		394¹	Salicylate de phényle (salol)	Id.	34 00	0 100	0 050	»	»	
		413	Sodium. Bicarbonate de soude.... A.	Id.	0 40	2 000	1 000	0 500	»	
		415	— Carbonate de soude cristaux A.	Id.	0 20	2 000	1 000	»	»	
		417	— Salicylate de soude...... A.	Id.	24 00	0 500	0 200	0 100	»	
		418	— Savon blanc............. A.	Id.	0 80	2 000	1 000	0 500	»	
		420	— Sel blanc................. A.	Id.	0 30	10 000	5 000	2 000	1 000	
		421	— Sulfate de soude........ A.	Id.	0 20	50 000	20 000	10 000	5 000	
		430	Soufre en canon pour désinfections. A.	Id.	0 20	2 000	1 000	0 500	»	
		431	— sublimé................... A.	Id.	0 30	5 000	2 000	1 000	0 500	
		440	Tabac, feuilles...................	Id.	9 00	1 000	0 500	0 200	»	
		441	Tanin......................... A.	Id.	7 00	0 500	0 200	0 100	»	
		442	Térébentine oléo-résine........... A.	Id.	2 50	2 000	1 000	0 500	»	
		453	Vaseline blonde.................. A.	Id.	1 50	5 000	2 000	1 000	0 500	
		454	Veratrine........................	Id.	200 00	0 005	0 002	0 001	»	
		461	Vinaigre blanc................... A.	Id.	0 60	10 000	5 000	2 000	1 000	
		463	Zinc. Chlorure de zinc liquide..... A.	Id.	0 30	1 000	0 500	0 200	»	
		464	— Oxyde de zinc............. A.	Id.	2 00	0 500	0 200	0 100	»	
		466	— Sulfate de zinc ordinaire.... A.	Id.	0 40	0 500	0 200	0 100	»	
		469	Acide lactique................... A.	Id.	12 00	0 500	0 200	0 100	»	
2	Médicaments (au nombre	9	Granules de digitaline amorphe à 1/2^{mg}.	Nombre	0 01	5 000	2 000	1 000	500	
		11	— de sulfate de strychnine à 1^{mg}.	Id.	0 01	2 000	1 000	500	200	

| | DÉNOMINATION ET CLASSIFICATION DES MATIÈRES ET OBJETS. | | | UNITÉ | PRIX | QUANTITÉS approximativement nécessaires | OBSERVATIONS. |
| | PAR UNITÉ SOMMAIRE. | | PAR UNITÉ DÉTAILLÉE. | réglementaire. | ministériel. | pendant 3 mois. | |
Numéro	Dénomination.	Numéro	Dénomination.				
					fr. c.		
2	Médicaments (au nombre)........	16	Taffetas anglais (bande de 10 centimètres sur 5).	Nombre	0 10	Suivant les besoins.	
3	Médicaments (au mètre)..........	1	Baudruche gommée de 0m,10 de largeur.....	Mètre.	0 70	1	
		2	Percaline agglutinative de 10 centimètres....	Id.	0 20	4	
4	Accessoires de pharmacie (au poids)...	6	Papier parchemin.....................	Kilog.	3 00	0 500	
		7	Paraffine............................	Id.	2 20	0 500	
		1	Boîtes en sapin assorties (le cent)........ A.	Nombre	1 10	12	
		2	Bouchon de liège, grand (le cent)........ A.	Id.	2 80	25	
		3	— — petit (le cent)........ A.	Id.	1 80	50	
		6	Etiquettes à bocaux imprimées de 9 et 11 centimètres (le cent).....................	Id.	9 00	Suivant les besoins.	
		7	Etiquettes à bocaux non imprimées, blanches ou rouge orangé de 9, 11 et 13 centimètres (le cent)...........................	Id.	1 50	Id.	
5	Accessoires de pharmacie (au nombre).	8	Etiquettes passe-partout blanches ou rouge orangé, de 6, 8 et 10 centimètres (le cent).	Id.	0 50	Id.	
		9	Etiquettes pour les poisons (le cent).........	Id.	0 50	Id.	
		14	Fiole à médecine, verre blanc ou jaune, de 250 millilitres.................	Id.	0 10	4	
		15	— de 125 millilitres.................	Id.	0 08	12	
		16	— de 60 millilitres......,.........	Id.	0 06	5	
		17	— de 30 millilitres.................	Id.	0 05	5	
		20	Papier à filtrer ordinaire, blanc ou gris (la main)....................... A.	Id.	0 60	1	
		24	Papier bulle dit à enveloppes (la main)... A.	Id.	0 50	2	
		26	Papier rouge orangé, gommé, pour étiqueter les médicaments dangereux (la main)......	Id.	2 00	1/4	6 feuilles.
		11	Alcool absolu...........................	Kilog.	8 00	0 050	
		26	Aniline. Aniline purifiée	Id.	10 00	0 005	
		34	Baume du Canada	Id.	12 00	0 020	
		36	Bleu de méthylène......................	Id.	70 00	0 005	
		56	Eosine soluble à l'alcool	Id.	60 00	0 005	
		57	Essence de girofle.......................	Id.	35 00	0 010 / 0 005	
7	Réactifs et accessoires de laboratoire (au poids)..........	65	Fuschine à l'alcool cristallisée	Id.	30 00	0 005	
		67	Gélose (agar-agar)....................	Id.	6 50	0 010	
		68	Glycérine pure à 1,26, anhydre.............	Id.	3 00	0 020	
		71	Indigo carmin desséché....................	Id.	125 00	0 002	
		72	Ligroïne (essence de pétrole blanche rectifiée à 0,700) (1).......................	Id.	3 00	Suivant les besoins.	(1) Pour chauffer les cautères.
		93	Potasse caustique à l'alcool pure...........	Id.	20 00	0 005	
		123	Vert de méthyle cristallisé.................	Id.	55 00	0 005	
		124	Violet de gentiane......................	Id.	30 00	0 005	
		126	— de méthyle, 5 B...................	Id.	28 00	0 005	
		1	Agitateur en verre.....................	Nombre	0 10	5	
		14	Lame dite « porte-objet » (la dizaine)........	Id.	0 90	1	
		15	Lamelle carrée dite « couvre-objet » (le cent)	Id.	5 00	25	
		16	Moelle de sureau (le paquet)..............	Id.	0 50	1	
8	Réactifs et accessoires de laboratoire (au nombre).......	18	Papier tourne-sol bleu au rouge (le cahier)..	Id.	0 15	1	
		22	Tube fermé, pour essais, de 16 centimètres de long sur 15 millimètres de diamètre (la dizaine)...........................	Id.	1 00	5	
		23	Valet en paille tressée....................	Id.	0 50	1	
		25	Verre de montre de 60 millimètres et au-dessous	Id.	0 10	5	

MATÉRIEL.

CHAPITRE III.

APPAREILS ET OBJETS DE PANSEMENT ET DE PROTHÈSE.

Instruments de chirurgie.

9	Matières et objets de pansement (au nombre)...............	9	Bande roulée en flanelle de 3 mètres sur 0m,05.	Id.	0 70	4	
		10	— — de 5 mètres sur 0m,07.	Id.	1 30	2	
		19	— en toile, de 3 mètres sur 0m,05.	Id.	0 25	5	

DÉNOMINATION ET CLASSIFICATION DES MATIÈRES ET OBJETS.				UNITÉ réglementaire.	PRIX ministériel.	QUANTITÉS approximativement nécessaires pendant 3 mois.	OBSERVATIONS.
PAR UNITÉ SOMMAIRE.		PAR UNITÉ DÉTAILLÉE.					
Numéro.	Dénomination.	Numéro.	Dénomination.				
					fr. c.		
9	Matières et objets de pansement (au nombre). (*Suite*)	21	Bande roulée en toile de 3 mètres sur 0m,06.	Nombre	0 25	5	
		22	— — de 4m,50 sur 0m,85...	Id.	0 30	4	N°° 0, 1, 2, 3, 4. Chaque flacon renferme 10 mètres de catgut conservé dans de l'huile phéniquée au 1/5°.
		23	Catgut (flacon de)............	Id.	1 00	2	
		24	Compresse en toile, grande....	Id.	0 25	4	
		28	Coton hydrophile (paquet de 0k,250)...	Id.	2 00	4	
		29	Crins de cheval (paquet de)...	Id.	0 50	2	
		30	Crins de Florence purifiés (flacon de gros)...	Id.	4 00	1	
		37	Epingles à pansement (le cent) ... A.	Id.	0 50	Suivant les besoins.	
		38	— de sûreté (boîte de 12)...	Id.	0 30	2	
		40	Fil de chanvre pour ligatures (bobine de)...	Id.	0 30	Suivant les besoins.	
		42	Gaze à pansement non apprêtée, en 0m,70 de large (paquet de 10 mètres)...	Id.	2 20	1	
		44	Ouate de tourbe en nappe (paquet de 0k,250).	Id.	0 40	Suivant les besoins.	
		45	Protective (paquet de)...	Id.	0 80	2	
		46	Soie à ligatures antiseptiques (bobine de) n° 2.	Id.	1 50	1	
			— — — n° 4.	Id.	1 50	1	
		49	Tube à drainage en caoutchouc, feuille Mackintosh de un mètre de long...	Id.	1 00	2	Des n°° 8, 10, 12, 14, 16, 18, 20, 22, 24, 26, 28, 30 de la filière métrique.

N°	Dénomination (par unité sommaire).	N°	Dénomination (par unité détaillée).	Unité réglementaire.	Prix ministériel.	Quantités nécessaires pendant 3 mois.
10	Matières et objets de pansement (au poids).	3	Coton cardé pour rembourrage... A.	Kilog.	2 50	Suivant les besoins.
12	Objets accessoires pour pansements.	6	Bassin en porcelaine pour instruments (moyen)...	Nombre	8 00	1
		13	Brosse à antisepsie...	Id.	1 00	1
		15	Compte-gouttes à tube de caoutchouc pour instillations... A.	Id.	0 25	2
		18	Cuvette à pansement en fer battu, étamée (grande)... A.	Id.	1 00	1
		19	— (petite)... A.	Id.	0 80	1
		37	Pinceau en blaireau pour pansement (grand) A.	Id.	1 00	1
		38	— — (petit) A.	Id.	0 50	1
		40	Ruban métrique... A.	Id.	0 30	1
18	Instruments et objets composant les boîtes du nouvel arsenal chirurgical.	371	Serre-fine (grande)...	Id.	0 60	3
21	Instruments et objets indépendants des boîtes de l'arsenal chirurgical...	34	Feuilles à température (le cent)...	Id.	1 00	25
		53	Pulvérisateur à soufflerie en caoutchouc...	Id.	10 00	1
		70	Thermomètre médical à maxima...	Id.	6 00	1

CHAPITRE IV.

APPAREILS ET INSTRUMENTS DE BACTÉRIOLOGIE, DE PHYSIQUE ET DE CHIMIE.

N°	Dénomination (par unité sommaire).	N°	Dénomination (par unité détaillée).	Unité réglementaire.	Prix ministériel.	Quantités nécessaires pendant 3 mois.
29	Appareils et instruments de physique et de chimie...	63	Capsules en porcelaine ordinaire de 50 centil.	Id.	2 00	1
		64	— — de 25 centil.	Id.	1 50	2
		65	— — de 12 centilitres et au-dessous...	Id.	1 00	2
		146	Eprouvette à pied en verre sans bec de 8 centilitres...	Id.	0 40	2
		187	Lampe à alcool en cristal, moyenne...	Id.	1 75	1
		191	Loupe à main... A.	Id.	8 00	1
		200	Matras en verre vert, à fond plat, de 50 centil.	Id.	0 30	2
		201	— — de 25 centilitres et au-dessous...	Id.	0 20	2
		219	Pince en bois pour matras...	Id.	0 80	1
		246	Support en bois pour 12 tubes à essais...	Id.	2 00	1

| | DÉNOMINATION ET CLASSIFICATION DES MATIÈRES ET OBJETS. | | | UNITÉ | PRIX | QUANTITÉS | OBSERVATIONS. |
| PAR UNITÉ SOMMAIRE. | | PAR UNITÉ DÉTAILLÉE. | | réglemen- | ministé- | approximativement nécessaires | |
Numéro	Dénomination.	Numéro	Dénomination.	taire.	riel.	pendant 3 mois.	
					fr. c.		
			CHAPITRE V.				
			MATÉRIEL DE PHARMACIE.				
		20	Bassine à cul de poule avec couvercle, de 5 litres................ A.	Nombre	12 00	1	
		29	Boîte en chêne, moyenne................ A.	Id.	6 50	1	
		42	Capsule vernie vert clair, pour bocaux de 2 litres................ A.	Id.	0 70	10	
		43	— de 1 litre................ A.	Id.	0 50	18	
		44	— pour flacons, grande...... A.	Id.	0 40	10	
		45	— — moyenne... A.	Id.	0 30	10	
		46	— — petite....... A.	Id.	0 25	10	
		57	Couteau de pharmacie................ A.	Id.	0 90	1	
		66	Entonnoir en fer battu de 2 litres........ A.	Id.	2 50	1	
		68	— en verre double de 1 litre..... A.	Id.	0 40	1	
		69	— — de 50 centil... A.	Id.	0 30	1	
		70	— — de 25 centil... A.	Id.	0 20	1	
		85	Flacon rond bouché à l'émeri, à ouverture large, de 2 litres................	Id.	1 00	4	
		86	— de 1 litre................	Id.	0 70	4	
		87	— de 50 centilitres...........	Id.	0 50	4	
		89	— de 12 centilitres...........	Id.	0 40	4	
		115	Flacon, dit poudrier, de 2 litres............	Id.	0 60	2	
		117	— — de 1 litre................	Id.	0 40	2	
		118	— — de 75 centilitres.......	Id.	0 30	2	
		119	— — de 50 centilitres.......	Id.	0 20	4	
		120	— — de 25 centilitres.......	Id.	0 20	4	
		122	— — de 6 centilitres........	Id.	0 10	4	
30	Appareils et instruments de pharmacie..............	143	Mortier en cristal, de 1 litre................	Id.	5 00	1	
		145	— de 25 centilitres..........	Id.	2 00	1	
		153	— en marbre, de 5 litres...............	Id.	45 00	1	
		161	— en porcelaine émaillée, avec pilon assorti, de 1 litre................	Id.	6 00	1	
		164	Moulin de pharmacie à cylindre cannelé, petit................	Id.	90 00	1	
		171	Pot cylindrique en grés non vernissé de 10 litres	Id.	0 70	1	
		172	— — de 6 litres.	Id.	0 50	2	
		173	— — de 4 litres.	Id.	0 40	4	
		174	— — de 2 litres.	Id.	0 30	4	
		175	— — vernissé de 10 litres.	Id.	2 00	1	
		176	— — — de 6 litres.	Id.	1 20	2	
		177	— — — de 4 litres.	Id.	0 80	2	
		178	— — — de 2 litres.	Id.	0 50	4	
		179	— — — de 1 litre..	Id.	0 30	6	
		180	— — — de 50 centil.	Id.	0 20	8	
		181	Pot de pharmacie avec couvercle de 1 litre..	Id.	2 50	20	
		182	— — de 50 centil.	Id.	1 80	6	
		183	— dit canon sans couvercle de 2 litres.....	Id.	0 60	10	
		185	— — de 1 litre......	Id.	0 30	8	
		186	— — de 50 centilitres	Id.	0 20	10	
		202	Spatule en bois de hêtre de 40 centimètres. A.	Id.	0 50	2	
		205	— en buis de 14 centimètres........ A.	Id.	0 30	2	
		206	— en fer, à grain et à poudre.........	Id.	3 00	1	
		207	— ordinaire, de 50 centimètres.... A.	Id.	1 50	2	
		208	— — de 30 centimètres.... A.	Id.	1 00	2	
		210	— en os, de 16 centimètres........ A.	Id.	0 70	1	
		211	— — de 11 centimètres........ A.	Id.	0 60	1	
		231	Trébuchet à pédale, sensible au centigramme.	Id.	37 00	1	
		233	Verre gradué pour eau distillée de 250 gram.	Id.	3 00	1	
		234	— — de 125 gram.	Id.	2 00	1	
		235	— — de 60 gram.	Id.	1 50	1	
			CHAPITRE VI.				
			COUCHAGE, HABILLEMENT, LINGERIE, CHAUSSURE.				
32	Habillement, linge et chaussure.........	21	Manches en serge noire (paire de)........ A.	Id.	2 00	3	
		29	Sarrau de médecin................	Id.	7 00	1	
		31	Tablier de médecin................ A.	Id.	3 00	3	

Numéro	Dénomination (par unité sommaire)	Numéro	Dénomination (par unité détaillée)	Unité réglementaire	Prix ministériel	Quantités approximativement nécessaires pendant 3 mois	Observations
					fr. c.		
33	Lingerie de service..	6	Serviette de toile pour la toilette........ A.	Nombre	1 20	3	
		7	Torchon............................... A.	Id.	0 70	4	

CHAPITRE VII.

MATÉRIEL AFFECTÉ A DIVERS SERVICES SPÉCIAUX.

Numéro	Dénomination (par unité sommaire)	Numéro	Dénomination (par unité détaillée)	Unité réglementaire	Prix ministériel	Quantités approximativement nécessaires pendant 3 mois	Observations
37	Objets pour le service de la cuisine	14	Bouilloire en cuivre de 2 litres .... A.	Id.	6 00	1	
		15	— de 1 litre............ A.	Id.	4 00	1	
		22	Cafetière à filtre, en fer-blanc, de 2 litres. A.	Id.	3 00	1	
		111	Passoire de 3 litres, en fer battu étamé.. A.	Id.	2 50	1	
		115	— en fer-blanc, petite............. A.	Id.	1 00	1	
38	Objets pour le service de la dépense et de la cave............	32	Main à denrée, en fer-blanc, petite...... A.	Id.	1 20	1	
41	Outils et ustensiles pour jardin........	1	Arrosoir de jardin en zinc............... A.	Id.	6 00	1	
		20	Pompe à main pour arrosage, en cuivre . A.	Id.	12 00	1	

CHAPITRE VIII.

MATÉRIEL D'USAGE GÉNÉRAL.

Numéro	Dénomination (par unité sommaire)	Numéro	Dénomination (par unité détaillée)	Unité réglementaire	Prix ministériel	Quantités approximativement nécessaires pendant 3 mois	Observations
		9	Balance Roberval, de la portée de 5 kilogr. A.	Id.	10 00	1	
		11	— — de 1 kilogr. A.	Id.	8 00	1	

Numéro	Dénomination (par unité sommaire)	Numéro	Dénomination (par unité détaillée)	Unité réglementaire	Prix ministériel	Quantités approximativement nécessaires pendant 3 mois	Observations
43	Balances, poids et mesures..........	29	Mesure en étain, double litre............ A.	Id.	8 00	1	
		30	— litre................... A.	Id.	5 50	1	
		31	— demi-litre.............. A.	Id.	4 00	1	
		32	— double décilitre......... A.	Id.	2 00	1	
		33	— décilitre................ A.	Id.	1 20	1	
		34	— demi-décilitre.......... A.	Id.	0 90	1	
		35	— double centilitre........ A.	Id.	0 60	1	
		36	— centilitre............... A.	Id.	0 50	1	
		51	Poids en fonte de cuivre, de 2 kilogr..... A.	Id.	4 50	1	
		52	— — de 1 kilogr..... A.	Id.	3 00	1	
		53	— — de 500 grammes. A.	Id.	2 00	1	
		54	— — de 200 grammes. A.	Id.	1 00	1	
		55	— — de 100 grammes. A.	Id.	0 90	1	
		56	— — de 50 grammes. A.	Id.	0 80	1	
		57	— — de 20 grammes. A.	Id.	0 60	1	
		58	— — de 10 grammes. A.	Id.	0 50	1	
		59	— — de 5 grammes. A.	Id.	0 40	1	
		60	— — de 2 grammes. A.	Id.	0 30	1	
		61	— — de 1 gramme.. A.	Id.	0 20	1	
44	Chauffage et éclairage..............	1	Abat-jour pour lampe, complet.......... A.	Id.	1 50	1	
		6	Balai de crin, pour foyer................. A.	Id.	1 50	1	
		8	Bougeoir en cuivre...................... A.	Id.	2 00	1	
		14	Ciseaux à lampe, grands .... A.	Id.	2 00	1	
		29	Lampe à modérateur, petite............. A.	Id.	7 50	1	
		31	Lanterne applique, avec lampe et réflecteur.	Id.	5 00	1	
		32	— carrée portative, avec lampe et porte-bougie	Id.	8 00	1	
		37	Pelle à charbon, emmanchée............. A.	Id.	3 50	1	
		45	Pincette pour cheminée .... A.	Id.	1 50	1	
		63	Réchaud ordinaire en tôle............... A.	Id.	3 00	1	
		67	Seau à charbon en tôle.................. A.	Id.	3 50	1	
		70	Soufflet de cheminée.................... A.	Id.	1 50	1	
		76	Tisonnier moyen........................ A.	Id.	3 00	1	
50	Objets de bureau....	18	Planchette de visite garnie d'un encrier	Id.	1 50	1	
51	Objets mobiliers et ustensiles en bois (au nombre).......	5	Brosse à habit.........................	Id.	3 00	1	

	DÉNOMINATION ET CLASSIFICATION DES MATIÈRES ET OBJETS.			UNITÉ réglementaire.	PRIX ministériel.	QUANTITÉS approximativement nécessaires pendant 3 mois.	OBSERVATIONS.
	PAR UNITÉ SOMMAIRE.		PAR UNITÉ DÉTAILLÉE.				
Numéro	Dénomination.	Numéro	Dénomination.				
					fr. c.		
53	Objets mobiliers et ustensiles en métal.	16	Ciseaux moyens (paire de).. .... A.	Nombre	1 50	1	
		40	Tire-bouchon ordinaire................. A.	Id.	0 60	1	
54	Objets mobiliers et ustensiles en terre, pierre et verre	6	Cuvette en porcelaine.................... A.	Id.	1 50	1	
		13	Pot à l'eau en porcelaine .... A.	Id.	1 50	1	
55	Rideaux, housses et accessoires........	24	Rideau en mousseline en 1ᵐ,20 pour vitrage au-dessus de 3 mètres................. A.	Id.	4 00	Suivant les besoins.	
57	Tapis (au mètre carré).....	1	Tapis en drap vert..................... A.	Mèt.car.	11 00		
		2	— en linoléum pour carrelage et parquet.............................. A.	Id.	4 00		
		6	Toile cirée pour table .... A.	Id.	2 00		

CHAPITRE XI.

MATIÈRES PREMIÈRES POUR CONFECTIONS.

	PAR UNITÉ SOMMAIRE		PAR UNITÉ DÉTAILLÉE	UNITÉ réglementaire.	PRIX ministériel.	QUANTITÉS nécessaires pendant 3 mois.	OBSERVATIONS.
64	Draps, toiles et étoffes...............	14	Toile de coton de 0ᵐ,90 de large......... A.	Mètre.	0 90	Id.	

CHAPITRE XIII.

MATÉRIEL EMPLOYÉ SPÉCIALEMENT POUR LE SERVICE EN CAMPAGNE.

	PAR UNITÉ SOMMAIRE		PAR UNITÉ DÉTAILLÉE	UNITÉ réglementaire.	PRIX ministériel.	QUANTITÉS nécessaires pendant 3 mois.	OBSERVATIONS.
71	Objets pour le service de santé en campagne................	17	Bassine en tôle émaillée, grande............	Nombre	5 00	1	
		18	— — moyenne..........	Id.	4 00	1	
		19	— — petite.............	Id.	3 00	1	

	PAR UNITÉ SOMMAIRE		PAR UNITÉ DÉTAILLÉE	UNITÉ réglementaire.	PRIX ministériel.	QUANTITÉS nécessaires pendant 3 mois.	OBSERVATIONS.
74	Denrées et objets de consommation (au nombre)...........	25	Plâtre à mouler (boîte en fer-blanc soudée, de 5 kilos)................................	Id.	4 00	1	
		32	Verre de lampe.............................	Id.	0 25	2	
		9	Eponge ordinaire......................... A.	Kilog.	15 00	Suivant les besoins.	
75	Denrées et objets de consommation (au poids)............	11	Ficelle fine............................... A.	Id.	3 00	Id.	
		12	— forte............................... A.	Id.	1 80	Id.	
		13	— moyenne............................ A.	Id.	2 00	Id.	
		14	Fil à coudre, blanc ou *bis*.............. A.	Id.	10 00	Id.	
		17	Mèche plate............................. A.	Id.	6 00	Id.	

Objets de consommation non compris dans la nomenclature et à acheter dans le commerce.

Dénomination.	UNITÉ réglementaire.	PRIX ministériel.	QUANTITÉS nécessaires pendant 3 mois.	OBSERVATIONS.
Acétanilide............................... A.	Kilog.	8 00	1 000 / 0 500 / 0 200	
Pétrole............................... A.	Id.	Divers.	Suivant les besoins.	(1) A acheter chez M. Savary, 33, place Saint-Denis, à Amiens.
Sinapisme liquide Savary (le flacon) (1). A.	Nombre	1 75	Id.	De 3 kilogrammes. / De 2 kilogrammes. / De 1 kilogramme. / De 500 grammes.
Boîte ronde avec couvercle en fer blanc. A.	Id.	2 50	Id.	
Sébile en bois de 2 litres................. A.	Id.	1 00	1	
— — de 1 litre................. A.	Id.	0 80	1	
— — de 50 centilitres........... A.	Id.	0 60	1	
Corde pour tord-nez..................... A.	Kilog.	10 00	Suivant les besoins.	
Ficelle fouet............................. A.	Id.	4 50	Id.	(2) Ces matières devront, jusqu'à épuisement des approvisionnements du service de santé, être portées sur les demandes de matériel à fournir par les hôpitaux militaires.
Filasse épurée simple (2)............... A.	Id.	1 50	Id.	
Poupée de chanvre (2)................... A.	Id.	2 00	Id.	
Huile à brûler .... A.	Litre.	1 60	Id.	
Seringue en étain à piston de 2 litres.... A.	Nombre	10 00	1	
— — — de 1 litre..... A.	Id.	8 50	1	

Numéro	Dénomination (par unité sommaire)	Numéro	Dénomination (par unité détaillée)	Unité réglementaire	Prix ministériel	Quantités approximativement nécessaires pendant 3 mois.	Observations
					fr. c.		
4	Objets de consommation de pharmacie (au poids).........	4	Liège en broche............................	Kilog.	3 50	Suivant les besoins.	
30	Appareils et instruments de pharmacie...............	209	Spatule ordinaire en fer de 15 centimètres...	Nombre	0 50	Id.	
38	Objets pour le service de la dépense et de la cave...........	27	Entonnoir ordinaire en fer-blanc de 50 centilitres....................A.	Id.	0 50	Id.	
		28	Entonnoir ordinaire en fer-blanc de 25 centilitres....................A.	Id.	0 40	Id.	
40	Outils et ustensiles pour ateliers......	119	Hachette....................A.	Id.	3 00	Id.	
		187	Lime plate ordinaire de 0m,205..........A.	Id.	1 00	Id.	
		38	Burette pour l'huile à brûler de 1 litre bouchée au liège......................	Id.	1 20	Id.	
		56	Ciseaux à lampe petits.................	Id.	1 30	Id.	
		97	Flacon carré à ouverture large de 0l,75......	Id.	0 40	Id.	
		98	— — — de 0l,50......	Id.	0 30	Id.	
		101	— — — de 0l,06......	Id.	0 10	Id.	
		105	Flacon bouché à l'émeri à ouverture large de 0l,50.................	Id.	0 60	Id.	
		108	Flacon bouché à l'émeri à ouverture large de 0l,06.................	Id.	0 20	Id.	
71	Objets pour le service de santé en campagne...............	111	Flacon à ouverture ordinaire de 0l,75........	Id.	0 40	Id.	

Numéro	Dénomination (par unité sommaire)	Numéro	Dénomination (par unité détaillée)	Unité réglementaire	Prix ministériel	Quantités approximativement nécessaires pendant 3 mois.	Observations
		112	— — — de 0l,50........	Id.	0 30	Id.	
		115	— — — de 0l,06........	Id.	0 10	Id.	
		119	Flacon carré à ouverture ordinaire bouché à l'émeri de 0l,50.................	Id.	0 60	Id.	
		125	Flacon carré bouché au liège en fer-blanc de 1 litre.................	Id.	1 00	Id.	
		136	Lanterne avec réflecteur et souche..........	Id.	10 00	Id.	
		158	Pliant de campement..............	Id.	2 00	Id.	
		166	Réservoir à eau en tôle galvanisée de 25 litres.	Id.	30 00	Id.	
		188	Seau en toile..............	Id.	2 00	Id.	
		189	Seringue en étain de 10 centilitres..........	Id.	4 50	Id.	
73	Bâches, cantines et récipients pour emballage...........	9	Boîte pour mèches plates, grande........ A.	Id.	0 80	Id.	
74	Denrées et objets de consommation (au nombre)..........	2	Allumettes amorphes (boîte de 50)....... A	Id.	0 10	Id.	
		2¹⁰	Canif....................A.	Id.	1 50	Id.	
		6	Crayon....................A.	Id.	0 10	Id.	
		7²	Encre noire (cruchon de 250 grammes).. A.	Id.	0 80	Id.	
		9	Encrier....................A.	Id.	1 00	Id.	
		11	Epingles (le mille)..................A.	Id.	1 00	Id.	
		17²	Grattoir....................A.	Id.	1 50	Id.	
		24	Papier écolier (la main)..............A.	Id.	0 50	Id.	
		27	Plumes métalliques (boîte de)..........A.	Id.	1 50	Id.	
		28	Porte-plume....................A.	Id.	0 05	Id.	

Flacons destinés au chargement des cantines vétérinaires (1).

Numéro	Dénomination (par unité sommaire)	Numéro	Dénomination (par unité détaillée)	Unité réglementaire	Prix ministériel	Quantités approximativement nécessaires pendant 3 mois.	Observations
			Flacons carrés en verre, bouchés à l'émeri de 500 grammes.................	Id.		Id.	(1) Ces flacons sont fournis par le magasin central.
			Flacons carrés en verre, bouchés à l'émeri de 125 grammes.................	Id.		Id.	
			Flacons carrés en verre, bouchés au liège de 500 grammes.................	Id.		Id.	
			Flacon carré à ouverture ordinaire de 250 grammes.................	Id.		Id.	
			Flacon carré bouché au liège, de 125 grammes.	Id.		Id.	
			— — — forme éprouvette de 15 grammes.................	Id.		Id.	

Paris et Limoges. — Imprimerie militaire Henri CHARLES-LAVAUZELLE.

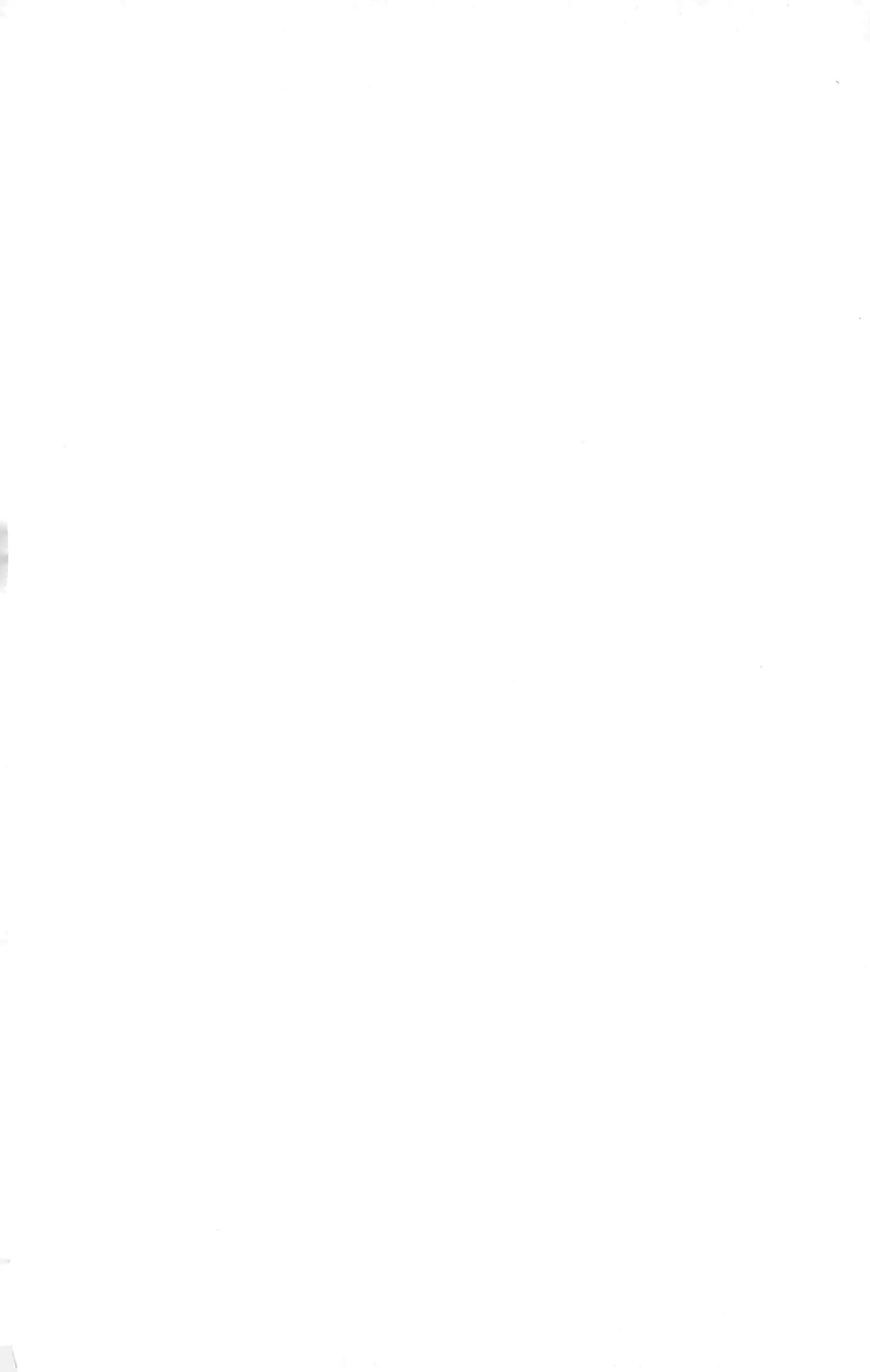